AF455679

DU
BÉGAIEMENT.

SES CAUSES,

SES DIFFÉRENS DEGRÉS,

INFLUENCE DES PASSIONS, DES SEXES, DES AGES, ETC. SUR CE VICE DE PRONONCIATION;

MOYENS THÉRAPEUTIQUES POUR PRÉVENIR, MODIFIER OU GUÉRIR CETTE INFIRMITÉ.

PAR M. FÉLIX VOISIN,

DOCTEUR EN MÉDEDINE DE LA FACULTÉ DE PARIS, MEMBRE-RÉSIDENT DE L'ATHÉNÉE DE LA MÊME VILLE.

C'est une loi générale des organes de la vie de relation, de pouvoir se perfectionner par l'exercice, d'être susceptibles d'une véritable éducation.

BICHAT, *Anat. Descript.*

A PARIS,

Chez { CROULLEBOIS, Libraire, rue des Mathurins-St-Jacques, n°. 17.
L'AUTEUR, rue Ste.-Croix de la Bretonnerie, n°. 42.

1821.

A

M. ESQUIROL,

MÉDECIN ET PROFESSEUR DE CLINIQUE,

SUR LES MALADIES MENTALES,

A L'HOSPICE DE LA SALPÊTRIÈRE,

MEMBRE DE L'ACADÉMIE, CHEVALIER DE LA LÉGION D'HONNEUR, etc.

Au philantrope éclairé dont les ouvrages, appréciés par tous les gouvernemens d'Europe, ont tant amélioré la situation des malheureux aliénés, et dont l'estime me flatte autant qu'elle m'honore.

TÉMOIGNAGE DE MON PROFOND RESPECT.

F. VOISIN.

DU BÉGAIEMENT.

Bégaiement, balbuties, linguæ hæsitantia, *difficulté de parler*.

On n'a rien dit encore de satisfaisant sur ce vice de prononciation, qui consiste dans la difficulté ou l'impossibilité de prononcer certaines syllabes ou certaines lettres. Les auteurs ne s'accordent pas sur la cause qui peut ainsi momentanément enchaîner la langue et rendre quelquefois si difficile l'expression de la pensée. Les uns attribuent ce pénible parler au volume et à l'épaisseur de cet organe; d'autres le font dépendre du relâchement de ses ligamens, ou de la longueur excessive du filet; ceux-ci assurent qu'il est le résultat de la précipitation avec laquelle on veut rendre ses idées; ceux-là le croient occasioné par la position vicieuse des dents sur l'arcade alvéolaire: tous enfin, négligeant l'observation, n'ont émis sur ce sujet que les idées des anciens médecins grecs, dont ils ont, de cette manière, accrédité les erreurs.

Toutefois, en signalant la fausseté de ces opinions, je suis loin de me prétendre infaillible, pour indiquer la cause des phénomènes singuliers que nous offre le bégaiement. Cependant, affligé moi-même de cette infirmité, médecin et observateur intéressé par conséquent, je présente, au moins sous ce double rapport, des particularités qui rendront mon opinion vraisemblable. Je l'étayerai des faits nombreux et incontestables que l'observation me fournit tous les jours.

Tout ce qu'on a dit sur la cause de ce vice de prononciation est dénué de fondement. Je le prouve.

L'inspection anatomique des organes qui, par leur assemblage et leurs mouvemens divers, concourent à la prononciation des sons, n'y a jamais démontré, chez les bègues, un vice dans l'organisation. Toutes les personnes que j'ai observées, et qui, comme moi, parlaient péniblement, n'avaient pas la langue plus volumineuse que celle de tout autre individu ; les ligamens de cet organe n'offraient point de laxité, le filet ne présentait pas de longueur excessive, les dents bien enfoncées dans leurs alvéoles respectives, ne formaient point d'obstacle, et la précipitation avec laquelle quelques uns s'énonçaient, communiquait à la langue une mobilité dont elle ne jouissait pas quand ils parlaient sans émotion.

Je ne conteste pas que ces différentes lésions n'aient été observées dans les organes de la parole, puisque je les ai moi-même presque toutes constatées ; mais je dis que lorsqu'elles existent, elles donnent constamment lieu à des phénomènes autres que ceux du bégaiement. Il suffit, pour s'en convaincre, d'examiner les individus qui présentent ces vices d'organisation. On remarquera bien, il est vrai, une altération plus ou moins marquée dans leur prononciation ; mais, je le répète encore, jamais on n'observera chez eux les symptômes caractéristiques du bégaiement.

Je ne sais comment ces idées mécaniques, sur la cause de cette infirmité, ont été si universellement adoptées; elles ne peuvent cependant en expliquer les particularités d'une manière satisfaisante. Avec ces hypothèses, en effet, on ne pourra jamais dire pourquoi les bègues en général chantent sans effort et déclament avec aisance; pourquoi, lorsqu'ils discutent des intérêts majeurs, ils s'expriment avec tant de chaleur et de facilité; pourquoi enfin, lorsqu'ils se mettent en colère, ils blasphèment avec une énergie qui n'a point échappé aux hommes les moins observateurs.

Ces observations singulières avaient également fixé l'attention des médecins, sans leur faire naître pourtant la moindre réflexion. Dominés par les erreurs que nous avons signalées, ils ne comprenaient pas comment les bègues pouvaient chanter, déclamer, etc. sans éprouver de difficulté dans leur prononciation; et dans l'impossibilité où ils étaient de donner de ces faits une explication satisfaisante, ils se bornaient à témoigner tout l'étonnement dont ils étaient frappés. C'est en réfléchissant davantage sur ces mêmes observations, que j'ai cru devoir en tirer nécessairement la conséquence suivante :

Puisque certaines passions, en excitant l'encéphale, rendent chez les bègues mêmes la prononciation très-facile, on a sans raison, si je ne me trompe, attribué le bégaiement à un obstacle mécanique, car si cet obstacle matériel existait, il s'opposerait constamment à la liberté des mouvemens de la langue, quelque puissantes que seraient sur les muscles de cet organe les vives réactions d'un cerveau fortement excité.

Voici la marche que je crois devoir adopter dans cet opuscule. Je dirai d'abord quelle est la cause du bégaiement, et j'exposerai brièvement quelques faits qui serviront de base à mon opinion; ensuite je décrirai les symptômes qui caractérisent ce vice de prononciation dont je signalerai les différens degrés; parlant après cela des modifications que lui impriment les passions, les sexes, les âges, etc., je finirai par indiquer les moyens que je crois les plus convenables, d'après ces nouveaux aperçus, pour donner aux organes de la parole toute la force, la souplesse et la rapidité dont ils sont capables.

Je distingue deux espèces de bégaiemens relativement à la cause qui peut y donner lieu: l'un est le résultat de l'organisation, l'autre est la conséquence des habitudes vicieuses contractées dès l'enfance dans l'articulation des sons. Celui-ci ne diffère en rien du bégaiement naturel, mais il est plus facile à guérir, parce que les personnes qui en sont affligées ne naissent point avec un organe embarrassé. Au reste, les moyens curatifs sont les mêmes dans les deux circonstances. On doit seulement insister davantage sur leur emploi chez les individus qui, disgraciés par la nature, ont trouvé dans leur organisation particulière, des obstacles plus ou moins considérables à la facilité de leur prononciation(1).

(1) La première partie de cet opuscule est spécialement consacrée au bégaiement naturel.

Les détails dans lesquels nous serons obligés d'en-

Quelle est la cause du bégaiement? Les faits que j'ai cités, et qui causaient tant d'étonnement aux observateurs, démontrent déjà que cette infirmité dépend de la réaction irrégulière, imparfaite, du cerveau sur le système musculaire des organes de la prononciation. D'autres faits non moins notoires vont confirmer cette assertion. Si nous examinons, je ne dirai pas seulement les personnes qui bégaient, mais les individus qui se font remarquer dans la société, autant par leur brillante élocution que par la facilité de leur prononciation, nous les verrons quelquefois présenter tous les symptômes du bégaiement, si des émotions particulières troublent inopinément les fonctions de l'intelligence, et leur bégaiement sera d'autant plus prononcé, que les émotions particulières qu'ils au-

---

trer, lorsqu'à l'article du traitement, nous parlerons de l'influence de l'éducation sur les organes de la parole, prouveront de la manière la plus évidente que des habitudes vicieuses, contractées dès l'enfance dans la prononciation, peuvent occasionner le bégaiement.

ront reçues, auront été plus fortes et plus imprévues. Cette observation, que l'on est à même de constater tous les jours, prouve encore évidemment que l'action des organes de la parole est entièrement subordonnée à l'état du cerveau, et que le bégaiement est la conséquence immédiate de la réaction incomplète que le trouble de ses fonctions lui fait exercer.

L'empire que l'encéphale exerce sur la prononciation nous est également prouvé par les observations que fournissent continuellement les orateurs, les avocats et en général toutes les personnes qui parlent en public. Si les fonctions de l'intelligence se font avec rapidité, si les idées sont faciles, nombreuses et bien coordonnées, la prononciation sera libre, facile, agréable; si au contraire la marche de l'intelligence est lente et pénible, si les idées sont confuses et mal coordonnées dans l'esprit, la prononciation se ressentira de ce trouble intérieur, et l'orateur, devenu bègue accidentellement, aura bientôt fatigué ses auditeurs par ses redites et ses articulations difficiles.

Les effets que produisent les substances alcooliques sur l'intelligence et la prononciation ne me fortifient pas moins dans l'opinion que j'ai donnée sur la cause du bégaiement. Voyez cet individu, qui, sans faire aucun excès, s'est modérément excité en buvant quelques verres de bon vin : il était triste, silencieux, sans esprit, maintenant quelle métamorphose! il est gai, babillard et spirituel; continue-t-il à boire, et dépasse-t-il enfin la mesure des besoins, bientôt sa tête s'embarrasse et *les fumées du vin* troublent ses fonctions intellectuelles. Les muscles soumis alors à l'empire d'une volonté sans énergie se contractent faiblement, et le bégaiement le plus confus et le plus prononcé succède à la prononciation facile que vous observiez à l'instant même et qui dépendait de l'action puissante du cerveau sur les organes de la parole.

Dès la plus haute antiquité les médecins avaient remarqué que le bégaiement accidentel était quelquefois le signe précurseur de l'apoplexie et de la paralysie, mais ils n'avaient tiré, par rapport au vice de prononciation dont nous nous occupons, aucune conséquence de ce fait pratique que je cite avec empressement, parce qu'il vient s'ajouter avec avantage aux preuves que j'ai déjà données, et qu'il démontre de la manière la plus positive que l'état particulier du cerveau a sur l'embarras de la langue, ou la liberté de ses mouvemens, l'influence la plus signalée.

Je n'indiquerai point ici les autres modifications que les différentes affections du cerveau impriment à la voix et à la parole, mais je saisirai l'occasion de faire remarquer combien on a négligé jusqu'à présent l'étude des influences de cet organe sur l'économie. Espérons que les travaux précieux du savant et modeste M. Esquirol mettront cette vérité dans tout son jour, et que les observations nombreuses qu'il publiera d'après sa riche collection de crânes humains, et le vaste tableau des égaremens de la raison qu'il a continuellement sous les yeux, dissiperont enfin les ténèbres encore répandues sur ces étonnans phénomènes. Espérons aussi que la nouvelle direction donnée aux recherches sur le siége de la folie par ses dignes élèves MM. Georget et Falret sera féconde en beaux résultats, et qu'elle démontrera également, par des observations bien faites, que le cerveau, par sa texture compliquée et la suprématie de ses fonctions, exerce sur l'organisme un empire que l'ignorance seule ou la plus insigne mauvaise foi ont pu contester.

Je ne distinguerai point, à l'imitation des philosophes et des médecins qui ont écrit sur ce sujet, les différentes nuances du bégaiement par des noms particuliers. J'ai pensé que des différences légères dans le même vice de prononciation ne changeaient pas son caractère spécial, et qu'elles ne suffisaient pour nécessiter des dénominations particulières, qui fatiguent la mémoire, sans jeter aucun jour sur la cause ou le traitement de cette infirmité.

Toutes les personnes bègues ne le sont pas au même degré, il en est chez lesquelles ce vice de prononciation est à peine sensible; et ce léger défaut, loin de nuire au langage, y donne au contraire je ne sais quelle grâce naïve et attrayante. Chez d'autres individus l'organe est plus embarrassé, ils peuvent cependant avoir une conversation suivie, mais ils fatiguent ceux qui les écoutent, autant par la répétition de leurs mots que par les efforts qu'ils font pour rendre leur prononciation plus facile. Ceux-ci présentent quelquefois dans leur bégaiement une particularité que je ne dois point passer sous silence; ils s'arrêtent tantôt sur une syllabe et prononcent celle qui suit avec précipitation et avec effort; tantôt ils répètent la syllabe qu'ils ont déjà prononcée pour la joindre à la suivante, et les répètent ainsi toutes en les précipitant; de ce bégaiement résulte un battement désagréable que les Grecs si riches en expressions qui faisaient image, ont très-bien exprimé par ce mot de βατταριζειν, et les Latins par celui de *battarismus*. Quelques uns enfin, vraiment disgraciés par la nature, partageant pour ainsi dire le sort affreux des muets, ne peuvent exprimer les sentimens dont ils sont agités que par des monosyllabes péniblement articulés.

La description suivante donne une idée du bégaiment porté à ce dernier degré.

Au moment où le bègue qui en est affligé veut parler, sa langue comme enchaînée sert mal sa volonté; dans les efforts qu'il fait alors pour se faire entendre, on voit cet organe immobile et soulevé appeler en quelque sorte à son aide les puissances musculaires dont il est entouré. Les muscles de la poitrine, le diaphragme même sont fortement contractés, le cœur bat avec force, la respiration est momentanément suspendue, une transpiration abondante se fait à la surface du corps, les veines du col se gonflent énormément, la face vultueuse et agitée de mouvemens convulsifs perd la noblesse de son expression, elle est horriblement décomposée. Ces grands efforts n'amènent souvent que la prononciation d'une ou de plusieurs syllabes, et les malheureux bègues, qui ne peuvent en si peu de mots exprimer leurs pensées, se violentent de nouveau pour achever la phrase qu'ils ont si péniblement commencée.

Les bègues en général sont profondément

sensibles et facilement irritables; leur physionomie ne manque pas d'expression, mais ils sont ordinairement timides, silencieux et observateurs; et dans un grand nombre de circonstances, cette timidité naturelle, jointe aux sentimens qu'ils ont de la difficulté de leur prononciation, les empêchant de parler en public, les expose à des jugemens défavorables. Je me rappellerai toujours qu'en 1813, époque où je terminai mes études et où je fis ma première entrée dans le monde, ma contenance mal assurée, mon embarras pour ne répondre que par monosyllabes, le silence que la crainte et la timidité me faisaient presque constamment observer, donnèrent une telle idée de ma personne à quelques individus, que je crois pouvoir me dispenser de consigner ici l'épithète dont ils voulurent bien me qualifier.

On n'a pas remarqué que le bégaiement affligeât de préférence les hommes de tel et tel tempérament.

Les passions exercent non-seulement la plus grande influence sur le langage de tous les hommes, mais elles modifient encore singulièrement les inflexions de la voix et semblent même délier ou enchaîner la langue à leur gré: c'est surtout chez les bègues que leurs effets sont marqués. Doués, comme nous l'avons déjà dit, d'une sensibilité profonde; devenus susceptibles par les railleries continuelles dont ils ont été les objets, on les voit se passionner dans la conversation la plus simple et donner à tout ce qu'ils disent un intérêt particulier encore augmenté par les expressions métaphoriques qui leur sont familières. Ils ne parlent jamais avec plus de facilité que lorsque, fortement pénétrés de la vérité de ce qu'ils avancent ou de la justice de la cause qu'ils défendent, ils ont à discuter avec des hommes de mauvaise foi qu'ils s'efforcent de confondre.

Pourquoi vous mettez-vous en colère dans les plus simples discussions, ne pouvez-vous enfin parler sans vous fâcher, me dit-on tous les jours? Ces reproches que l'on fait d'ailleurs à toutes les personnes qui bégaient, ne sont pas fondés. Il est nécessaire de distinguer ici les éclats de la colère de l'excitation modérée que certaines passions impriment à l'économie. Il est vrai que nous mettons quelquefois tant de chaleur dans la conversation, que tous les signes extérieurs d'une forte exaltation viennent se peindre sur la physionomie; mais ces caractères physiques, qui, chez les autres hommes, expriment les transports de la colère, ne peuvent être envisagés de la même manière par les personnes qui connaissent notre infirmité. Elles doivent nous en tenir compte et nous pardonner les violens efforts que nous faisons pour donner à la langue toute la mobilité dont elle a besoin pour exprimer nos idées. Forcés, en effet, d'opter entre une prononciation confuse, embarrassée, pénible, et une prononciation distincte, nette et facile, la première obligation de celui qui parle étant de se faire entendre, nous préférons, en criant un peu fort, blesser l'oreille délicate de nos interlocuteurs, que de les fatiguer par nos articulations difficiles.

Certaines émotions, en excitant le cerveau, dirigent un influx nerveux si puissant sur les organes de la parole, que non-seulement elles délivrent momentanément de leur infirmité les personnes qui bégaient, mais, chose bien plus convaincante encore en faveur de mon opinion, on a vu des muets recouvrer par leurs effets, et comme par enchantement, ces instrumens de communication qu'ils croyaient perdus pour toujours. Tout le monde connaît l'histoire du fils de Crésus. Ce jeune homme, devenu muet sans cause connue, vit, dans un jour de bataille, son père prêt à périr sous le fer d'un soldat qui le poursuivait sans le connaître. Dans cette pénible situation, la nature fit un tel effort que sa langue se délia, et qu'il s'écria, s'il faut en croire Hérodote : Arrête! arrête! soldat, ne tue point Crésus.

Le fait suivant, dont M. le professeur Esquirol a bien voulu me donner connaissance, et qu'il a consigné dans sa thèse inaugurale, n'est pas moins concluant. Un muet souffrait depuis long-temps les mépris et les injures de sa femme. Se voyant un jour plus maltraité qu'à l'ordinaire, il entra dans un tel état de colère et de fureur, que sa langue recouvra la liberté de ses mouvemens, et qu'il rendit avec usure à cette mégère les impertinences et les injures dont elle n'avait cessé de l'accabler impunément.

Des émotions différentes rendent au contraire le bégaiement plus sensible. Sous leur influence la langue se meut lâchement, et reste même quelquefois tout-à-fait immobile. Les bègues ne peuvent alors prononcer un seul mot, ou du moins ce n'est qu'avec la plus grande difficulté qu'ils rompent le silence; c'est surtout lorsque la crainte ou le respect les intimident, qu'ils sont dans l'impuissance de communiquer leurs idées. Cet obstacle à la prononciation, observé d'ailleurs chez tous les hommes placés dans les mêmes circonstances, n'a rien d'étonnant; mais j'ai dû le noter parce qu'il est beaucoup plus marqué chez les bègues à raison de leur infirmité, et qu'il prouve, d'une manière non moins victorieuse que tous les faits que j'ai déjà cités, toute l'influence du cerveau sur la prononciation, et par conséquent sur le bégaiement.

Je ne veux point parler ici de ces émotions violentes qui, en bouleversant l'économie, ôtent à la fois l'usage de tous les sens, et paralysent toutes les facultés de l'homme. J'ai simplement pour objet, dans cet article, d'indiquer l'influence qu'exerce sur le langage et la prononciation les impressions et les émotions habituelles.

Ces effets si marqués, dont nous venons de parler, ne sont pas ordinairement de longue durée. On les voit diminuer insensiblement, et disparaître enfin quelquefois à mesure que l'individu maîtrise sa sensibilité et se rend maître de ses impressions. Les observations, que j'ai le triste privilége de faire tous les jours sur moi-même, confirment ce que j'avance ici. J'ai souvent eu des relations avec des hommes pour lesquels je me sentais vraiment pénétré de tant de respect, qu'il m'était presque impossible de leur parler au moment où je paraissais devant eux. Eh bien, si la conversation, dont ils faisaient presque tous les frais, se prolongeait et venait à s'animer, si l'amitié ou la reconnaissance ne me disait rien pour eux, revenu bientôt de ma première émotion, je secouais alors le joug de toutes les petites considérations, et m'élevant à leur hauteur, je discutais avec eux sans les craindre, et sans éprouver la moindre difficulté dans ma prononciation.

Je dois faire observer que tout ce que nous avons dit jusqu'à présent de l'influence des passions, est particulièrement applicable aux bègues qui ont cultivé les sciences, et par conséquent agrandi le cercle de leurs connaissances. Très-jeunes encore, ils entrent dans le monde, et les nombreux rapports qu'ils ont avec leurs semblables, en éveillant leur amour-propre, leur font sentir de bonne heure la nécessité d'une prononciation vive et facile. Aussi les voit-on faire avec succès des efforts continuels pour imprimer aux muscles des organes de la prononciation, toute la force et la rapidité qui caractérisent la contraction des autres puissances musculaires subordonnées à la volonté.

Les individus affligés du même vice de prononciation, qui naissent dans les rangs inférieurs de la société, croissent et veillissent ordinairement sans recevoir d'éducation. Ils vivent presque constamment éloignés du commerce des hommes, ne parlent presque jamais, regardent leur infirmité comme incurable, et ne font, par conséquent, rien pour s'en délivrer. On peut presque tous les ranger dans la série de ces infortunés dont j'ai déjà parlé, qui, par les efforts les plus considérables et les mieux soutenus, peuvent à peine articuler deux mots de suite. Les grandes commotions morales remuent vainement leur organisme; la difficulté de leur prononciation n'est point vaincue, et les cris presque inarticulés qu'ils poussent dans ces circonstances, joints à l'expression de leur physionomie, trahissent seuls la violence des sentimens dont ils sont agités.

« Les femmes ont la langue flexible; » elles parlent plus tôt, plus aisément et » plus agréablement que les hommes, a dit » J.-J. Rousseau. » Cela doit être, et je changerais volontiers avec lui ce reproche en éloge. « La bouche et les yeux ont chez elles la

» même activité; toujours occupées de plaire;
» observant avec la plus persévérante atten-
» tion tout ce qui se passe autour d'elles; tou-
» jours habiles à profiter de leurs avantages,
» et réduites, d'après la nature de nos mœurs
» et de nos sociétés, à ne briller que par le
» chant, la danse et surtout la conversation,
» elles se livrent à ces exercices avec une vive
» ardeur, et y excellent plus que les hommes.
» Tout le système nerveux est d'ailleurs plus
» développé chez elles; les impressions qu'elles
» reçoivent sont plus multipliées et plus vi-
» ves, et dès lors elles ont un grand nombre
» de sensations, de mouvemens intérieurs à
» faire connaître. Avides de pénétrer les se-
» crets des hommes, de s'assurer sans cesse
» de l'état de leur cœur, c'est la parole qui
» est pour elles l'instrument le plus utile et le
» plus indispensable à leur bonheur. »

Ces aperçus délicats font déjà pressentir que le bégaiement ne s'observe pas aussi fréquemment chez la femme que chez l'homme. La constitution nerveuse et déliée de la première, rend assez bien compte de cette différence. De ce que les femmes ont à mouvoir de moindres masses que les hommes, il s'en suit, dit le docteur Roussel, qu'elles doivent les diriger mieux. Une autre qualité physique concourt encore, ajoute cet ingénieux auteur, à rendre plus mobiles les parties sensibles de la femme. C'est ce degré de mollesse qui leur est particulier, et qui, depuis Hippocrate, a été généralement reconnu par tous les médecins.

On compte en France, depuis la naissance du théâtre, un plus grand nombre d'actrices que d'acteurs d'un mérite supérieur, et j'attribue cette différence, avec l'auteur que j'ai déjà cité, non-seulement à l'avantage que donne aux femmes une sensibilité plus exquise, mais encore à ce que les organes de la voix et de la parole, plus flexibles chez elles, se prêtent par cela même avec plus de facilité aux accens des passions et à toutes les inflexions de la modulation théâtrale.

Avec l'âge le bégaiement se modifie, devient moins sensible et finit même quelquefois par disparaître. Dans mon dernier article, lorsque je parlerai de l'influence de l'éducation sur les organes de la parole, j'expliquerai comment l'homme, en vieillissant, se trouve presque délivré d'un vice de prononciation, qui, dans son enfance et dans sa jeunesse, paraissait devoir être incurable.

Si j'en dois croire les observations que je faits tous les jours sur moi-même, les variations brusques de la température augmentent le bégaiement. Il m'est arrivé dans un grand nombre de circonstances de juger par l'embarras seul de ma prononciation qu'il allait s'opérer dans l'atmosphère des changemens plus ou moins considérables, et presque toujours l'événement a justifié ma prédiction.

Le bégaiement est aussi plus sensible le matin au sortir du sommeil que dans le reste de la journée. Cela paraît tenir à l'engourdissement dans lequel le système nerveux est pendant tout le temps consacré au repos, engourdissement que partagent conséquemment tous les muscles de la vie de relation, qu'une volonté tiède et encore indéterminée n'anime pas assez puissamment. Le soir au contraire tous les phénomènes de la vie s'enchaînent avec plus de rapidité, les excitations continuelles reçues pendant la journée ont précipité les battemens du cœur et augmenté la sensibilité générale, les fonctions de l'intelligence sont plus faciles, les déterminations plus promptes, la volonté plus ferme, et par cela même la prononciation paraît dégagée de ses entraves.

Tous les auteurs ont dit avec raison que les travaux de l'intelligence étaient plus faciles le matin que dans tout autre instant du jour; mais l'observation que je viens de rapporter ne contredit point cette opinion, elle prouve seulement que le bégaiement devient moins sensible à mesure que l'excitation du cerveau devient plus considérable. Cela est si vrai que les bègues peuvent s'exprimer le matin même avec la plus grande facilité s'ils reçoivent de fortes impressions, qui violemment et tout-à-coup transmises au cerveau en sollicitent l'action plus puissamment encore que ne le font graduellement les différentes émotions reçues successivement pendant la journée.

Avant de faire l'exposé des moyens que je crois les plus convenables pour prévenir, modifier et guérir le bégaiement, je crois devoir commencer par établir la différence qui existe entre la voix et la parole ; j'examinerai ensuite si la parole est le résultat de l'éducation, ou s'il y a un langage articulé produit d'une faculté innée, et commun aux hommes de tous les pays. La solution de cette dernière question est importante pour notre sujet, parce qu'elle sert de base au traitement du vice de prononciation dont nous avons tracé les caractères. Quelques considérations générales sur l'artifice du langage et le mécanisme de la prononciation termineront ce paragraphe pour lequel j'emprunterai quelques données précieuses à MM. Fournier et Bejin qui ont traité, de la manière la plus philosophique et la plus médicale, l'article *parole* dans le dictionnaire des sciences médicales.

On nomme parole la voix articulée; il existe entre la voix et la parole cette différence essentielle que la première n'est autre chose qu'un bruit grave ou aigu, fort ou faible, résultat des vibrations de la glotte; tandis que la parole se compose de ce même bruit modifié par les organes à travers lesquels il passe pour être transmis au dehors.

La parole est chez l'homme le résultat le plus précieux de l'éducation, c'est après avoir long-temps entendu parler les autres que nous parlons nous-mêmes. Le langage articulé n'est pas le produit d'une faculté innée, d'un don de la nature, et l'homme à cet égard n'a pas été mieux partagé que les animaux, il a seulement été pourvu d'une intelligence plus développée, d'organes mieux disposés que les espèces les plus voisines. Il a reçu avec son organisation, tout ce qu'il faut pour inventer le langage; mais il n'a pu y parvenir qu'au moyen d'un travail opiniâtre et non interrompu pendant une longue suite de générations.

En effet, combien ne lui a-t-il pas fallu tenter d'efforts et de combinaisons, afin de parvenir à articuler, à former des mots qui représentent des idées! Et si l'usage de la parole a servi, ainsi que le démontrent Condillac et J.-J. Rousseau, à fonder nos idées, à combien de tentatives notre esprit n'a-t-il pas dû s'exercer avant de conquérir la parole.

Les cris de l'enfance, le *vagitus, la voix native* sont le seul langage qui soit naturel à l'homme, ce langage est le même chez les enfans de tous les pays. L'infortuné que la nature a déshérité du sens de l'ouïe et que son malheur condamne à rester étranger aux jouissances délicieuses et variées qui sont attachées à la faculté d'entendre, connaît parfaitement ce langage primitif et naturel dont on vient de parler. Les enfans qu'à diverses époques on a rencontrés errans et abandonnés au milieu des forêts, ne faisaient entendre, quelque fût leur âge, aucun son articulé analogue aux langues connues, ils savaient seulement imiter les cris des animaux au milieu desquels ils avaient vécu.

Les sons articulés ne servant qu'à transmettre aux autres nos idées, la parole est inutile à qui est incapable de penser : aussi les idiots, ainsi que l'ont remarqué tous les observateurs, quoiqu'ils entendent bien et qu'ils aient des organes parfaitement conformés; les idiots, disons-nous, sont presque toujours muets, ou ne profèrent que des cris rauques, inarticulés, qui semblent être le vagitus de l'enfant, modifié par l'âge. N'ayant rien à dire, quel stimulant intérieur les porterait à se donner la peine d'apprendre à parler.

Ces considérations générales qui démontrent encore toute l'influence du cerveau sur les organes de la parole, servent d'autant plus avantageusement d'introduction à l'exposé des moyens que je crois les plus convenables pour prévenir, modifier et guérir le bégaiement, que ces moyens eux-mêmes dérivent naturellement de la manière différente dont j'ai envisagé mon sujet, et qu'ils concourent puissamment de leur côté à donner plus de validité à l'opinion que j'ai manifestée sur la cause de cette infirmité.

Tout l'artifice du langage est renfermé dans les modifications nombreuses que nous faisons subir à cinq sons fondamentaux que nous représentons par les lettres *a*, *e*, *i*, *o*, *u*, lesquelles ont reçu le nom de voyelles : on a donné celui de consonnes aux caractères qui servent de signes pour distinguer les différentes manières d'articuler les voyelles. On compte dix-neuf consonnes dans l'alphabet français. Il n'existe presque aucune difficulté pour la prononciation des voyelles, mais l'articulation des consonnes éprouve des obstacles qui seuls rendent le langage plus ou moins laborieux. Il suffit pour produire les sons qui résultent des voyelles que les organes qui sont comme les instrumens d'où naissent ces sons, se placent dans une situation convenable, et s'y maintiennent pendant tout le temps dont la voix a besoin pour se faire entendre ; tandis que, pour former les sons qui résultent du concours des consonnes, il faut exercer un grand nombre de mouvemens que l'on ne parvient à rendre réguliers qu'au moyen d'une attention soutenue, d'efforts multipliés et d'une longue habitude. Il est même certaines articulations qu'il est presque impossible aux étrangers d'imiter parfaitement : tels sont le *ch* des Allemands, le *th* des Anglais, le *iota* des Espagnols, des Arabes, etc.; les sons que représentent les voyelles semblent être naturels à l'homme; il les produit sans combinaison, sans effort, sans volonté même, et comme par instinct. Les voyelles servent d'expression à la douleur, au plaisir et à toutes les sensations inopinées, qu'elles expriment brusquement hors de l'influence de l'esprit, et par conséquent du raisonnement. Au contraire, l'articulation des consonnes est le produit de la réflexion, du travail et de l'art; nul n'y parvient avec précision, avec netteté, si l'éducation, si un exercice continuel n'ont imprimé à ses organes toute la force convenable et ne leur ont fait acquérir toute la mobilité nécessaire.

L'éducation des organes de la parole se rattache essentiellement à l'art de penser, à la logique, à toutes les sciences qui ont pour objet de régler l'exercice de nos facultés intellectuelles.

La meilleure méthode pour apprendre à parler aux enfans, est de n'employer jamais devant eux d'expressions vagues ou impropres, de ne jamais altérer la prononciation des mots sous le prétexte de la leur rendre plus facile. Afin qu'ils sachent toujours ce qu'ils disent en parlant, il faut qu'ils attachent des idées claires et précises aux mots dont ils se servent, et pour obtenir ce résultat, on doit se borner à leur apprendre à connaître d'abord un petit nombre d'objets sensibles dont les qualités soient facilement appréciables. Je laisse à la plume éloquente de J.-J. Rousseau, le soin de nous tracer la suite de ces préceptes importans.

Les enfans entendent parler dès leur naissance; on leur parle non-seulement avant qu'ils comprennent ce qu'on leur dit, mais avant qu'ils puissent rendre les voix qu'ils entendent; leur organe encore engourdi ne se prête que peu à peu aux imitations des sons qu'on leur dicte, et il n'est pas même assuré que ces sons se portent d'abord à leur oreille aussi distinctement qu'à la nôtre. Je ne désapprouve pas que la nourrice amuse l'enfant par des chants et par des accens très-gais et très-variés: mais je désapprouve qu'elle l'étourdisse incessamment d'une multitude de paroles inutiles auxquelles il ne comprend rien que le ton qu'elle y met. Je voudrais que les premières articulations qu'on lui fait entendre fussent rares, faciles, distinctes, souvent répétées, et que les mots qu'elles expriment ne se rapportassent qu'à des objets sensibles, qu'on pût d'abord montrer à l'enfant. La malheureuse facilité que nous avons à nous payer de mots que nous n'entendons point commence plus tôt qu'on ne pense. L'écolier écoute en classe le verbiage de son régent, comme il écoutait au maillot le babil de sa nourrice. Il me semble que ce serait l'instruire fort utilement, que de l'élever à n'y rien comprendre.

Mais un abus d'une toute autre importance, et qu'il n'est pas moins aisé de prévenir, est qu'on se presse trop de les faire parler, comme si l'on avait peur qu'ils n'apprissent pas à parler d'eux-mêmes. Cet empressement indiscret produit un effet directement contraire à celui qu'on cherche. Ils en parlent plus tard, plus confusément : l'extrême attention qu'on donne à tout ce qu'ils disent, les dispense de bien articuler ; et comme ils daignent à peine ouvrir la bouche, plusieurs d'entre eux en conservent toute leur vie un vice de prononciation, et un parler confus qui les rend presque inintelligibles. . . . .

Les enfans des villes parlent en général plus tôt, mais moins distinctement que ceux de la campagne. Voici à quoi tient cette différence. Les enfans des villes, élevés dans la chambre et sous l'aile d'une gouvernante, n'ont besoin que de marmotter pour se faire entendre. Sitôt qu'ils remuent les lèvres, on prend peine à les écouter; on leur dicte des mots qu'ils rendent mal, et, à force d'y faire attention, les mêmes gens, étant sans cesse autour d'eux, devinent ce qu'ils ont voulu dire plutôt que ce qu'ils ont dit. . . . . . .

A la campagne, c'est tout autre chose. Une paysanne n'est pas sans cesse autour de son enfant. Il est forcé d'apprendre à dire très-nettement et très-haut ce qu'il a besoin de lui faire entendre. Aux champs, les enfans épars, éloignés du père, de la mère et des autres enfans, s'exercent à se faire entendre à distance et à mesurer la force de la voix sur l'intervalle qui les sépare de ceux dont ils veulent être entendus. Voilà comment on apprend véritablement à prononcer, et non pas en bégayant quelques voyelles à l'oreille d'une gouvernante attentive. Aussi, quand on interroge l'enfant d'un paysan, la honte peut l'empêcher de répondre ; mais ce qu'il dit, il le dit nettement ; au lieu qu'il faut que la bonne serve d'interprète à l'enfant de la ville, sans quoi l'on n'entend rien à ce qu'il grommelle entre ses dents.

En grandissant, les garçons devraient se corriger de ce défaut, dans les colléges, et les filles dans les couvens. En effet, les uns et les autres parlent en général plus distinctement que ceux qui ont été toujours élevés dans la maison paternelle ; mais ce qui les empêche d'acquérir jamais une prononciation aussi nette que celle des paysans, est la nécessité d'apprendre par cœur beaucoup de choses et de réciter tout haut ce qu'ils ont appris : car, en étudiant, ils s'habituent à barbouiller, à prononcer négligemment et mal. En récitant, c'est pis encore, ils recherchent leurs mots avec effort, ils traînent et allongent leurs syllabes : il n'est pas possible que quand la mémoire vacille, la langue ne balbutie aussi. Ainsi se contractent ou se conservent les vices de la prononciation.

L'enfant qui veut parler ne doit écouter que les mots qu'il peut entendre, ni dire que ceux qu'il peut articuler; les efforts qu'il fait pour cela le portent à redoubler la même syllabe, comme pour s'exercer à la prononcer plus distinctement. Quand il commence à balbutier, ne vous tourmentez pas si fort à deviner ce qu'il dit. Prétendre être toujours écouté est une sorte d'empire et l'enfant n'en doit exercer aucun.

On remarque, il est vrai, que ceux qui commencent à parler fort tard ne parlent jamais si distinctement que les autres ; mais ce n'est pas parce qu'ils ont parlé tard que l'organe reste embarrassé, c'est au contraire parce qu'ils sont nés avec un organe embarrassé qu'ils commencent tard à parler ; car, sans cela, pourquoi parleraient-ils plus tard que les autres ? Ont-i s moins l'occasion de parler, et les y excite-t-on moins? Au contraire, l'inquiétude que donne ce retard aussitôt qu'on s'en aperçoit, fait qu'on se tourmente beaucoup plus à les faire balbutier que ceux qui ont articulé de meilleure heure; et cet empressement mal entendu peut contribuer beaucoup à rendre confus leur parler, qu'avec moins de précipitation ils auraient eu le temps de perfectionner davantage.

Ces dernières réflexions méritent d'autant plus d'attention qu'ayant à lutter dans ces circonstances contre les résultats de l'organisation, on ne saurait trop insister sur l'application rigoureuse et long-temps continuée des divers moyens thérapeutiques qui seuls peuvent, à la longue, donner aux muscles des organes de la prononciation une précision de mouvemens indispensable à l'articulation libre des sons.

L'art de parler était une partie essentielle de l'éducation dans les républiques anciennes où toutes les affaires se traitaient devant le peuple. Cet art était l'objet d'une sorte de vénération; il était familier à tous les citoyens que leur naissance ou l'ambition de leur famille destinait au gouvernement de l'État. Quintilien, qui a fait sur la manière de conduire sa voix, ou sur l'élocution oratoire, de nombreuses recherches, dit que pour être un orateur parfait il faut que la prononciation soit : 1°. correcte, c'est-à-dire que chaque son soit proféré dans toute sa pureté, dans toute son étendue, de manière à ce qu'il soit facile de le distinguer de tous les autres; 2° que la voix soit clairement articulée par la prononciation rigoureuse de toutes les syllabes, et que même elle soit ménagée de telle sorte qu'elle fasse sentir toutes les périodes d'une phrase, et les différentes parties du discours; 3°. enfin qu'elle soit ornée, c'est-à-dire qu'un heureux organe, qu'un timbre pur, flexible, harmonieux la rende agréable (1).

---

(1) D'après toutes ces considérations est-il besoin de dire que les conversations fréquentes, la lecture à haute voix, le chant et la déclamation, contribuent

Ces préceptes que les jeunes orateurs doivent avoir sans cesse présens à la pensée peuvent être aussi de la plus grande utilité aux personnes qui bégaient; mais si elles veulent retirer quelques avantages des pénibles efforts qui leur sont nécessaires pour modifier ou guérir leur bégaiement, il est indispensable qu'elles y mettent de la persévérance. L'exemple tant de fois cité de Démosthène doit soutenir leur courage et les exciter à tenter tous les moyens pour donner aux mouvemens des organes de la parole la force et la précision qui leur manquent. Plutarque raconte avec détail et de la manière la plus piquante comment ce grand orateur parvint à se délivrer d'un bégaiement qui semblait devoir l'exclure pour toujours de la tribune aux harangues. Je crois utile de consigner ici ce passage intéressant. Il doit servir à tous ceux que la nature ou une éducation vicieuse ont frappés du même vice de prononciation.

---

puissamment, chez les bègues, à perfectionner ces mouvemens des organes de la parole.

« La premiere fois qu'il s'adventura de » parler en public, le peuple feit tant de » bruit, qu'à peine peut il oncques avoir » audience, et se moqua lon de sa maniere » de parler, laquelle estoit aussi estrange, » pource qu'il usoit de longues clauses con- » fuses, et enveloppoit son dire de tant d'ar- » guments les uns sur les autres, qu'il en » estoit fascheux et ennuyeux à ouir ; et si » avoit d'avantage la voix foible et debile, » la langue empeschee, et l'aleine courte : » ce qui en gardoit encore que lon ne pou- » voit aiseement entendre ce qu'il vouloit » dire, pource que les longues trainnees de » ses clauses venoient à estre à chasque coup » plusieurs fois entrerompues avant qu'il » fust au bout de la sentence : si que fina- » blement se voyant ainsi rebuté, il aban- » donna son entreprise de haranguer devant » le peuple, et se retira par desespoir au » port de Piree, là ou Eunomus le Thessa- » lien estant ja fort vieil et ancien, le trou- » va, qui le tensa à bon esciant, en luy re- » monstrant qu'il se faisoit grand tort, at-

» tendu qu'aiant une façon de parler fort
» approchante de celle de Pericles, il se de-
» failloit à soymesme par couardise et las-
» cheté de cueur, en ne cherchant pas les
» moiens de s'assurer contre le bruit d'une
» commune, et de renforcer son corps pour
» pouvoir porter le faix et la peine des ha-
» rengues publiques, ains le laissant à faulte
» d'exercice de plus en plus affoiblir : et
» néanmoins aiant encore une autre fois
» esté rebuté et sifflé, ainsi qu'il s'en retour-
» noit la teste cachee de honte en sa maison
» fort desconforté, Satyrus, excellent joueur
» de comœdies, qui estoit son familier, s'en
» alla après luy et parla avec luy. Demos-
» thenes se plaignit à luy de ce que, com-
» bien qu'il prist plus de peine que nul autre
» des orateurs, et qu'il eust presque des-
» pendu toute la vigueur et force de son
» corps à l'estude, néantmoins il ne pouvoit
» trouver moien de se rendre aggreable au
» peuple, là ou d'autres qui ne faisoient tout
» le long du jour que yvrongner, et des ma-
» riniers qui ne sçavoient du tout rien,

» estoient patiemment escoutez, et occu-
» poient tousjours la tribune aux harengues;
» et au contraire, on ne faisoit compte de
» luy. Satyrus adonc luy respondit, *Tu dis*
» *la verité, Demosthenes, mais ne te soucie,*
» *je y remedieray bien tost, et t'en osteray*
» *la cause, prouveu que tu me vueilles re-*
» *citer par cueur quelques vers d'Euripides*
» *ou de Sophocles*. Demosthenes en pronon-
» cea sur le champ quelques uns qui luy vin-
» drent en mémoire, et Satyrus les repetant
» apres luy, leur donna tout une autre grace,
» en les prononceant avec un accent, un
» geste et une affection convenable à la sen-
» tence, de manière que Demosthenes mesme
» les trouva tout autres : par ou cognoissant
» combien l'action, c'est à dire, la belle ma-
» nière de prononcer avec geste de mesme,
» adjouxte d'ornement et de grace au parler,
» il jugea adonc que c'estoit peu de chose, et
» presque rien du tout, que de s'exerciter à
» bien dire, qui n'estudie à avoir la bonne
» prononciation et belle action quand et
» quand. A l'occasion dequoy, il feit depuis

» bastir un cabinet soubz terre, lequel estoit
» encore entier de mon temps, et y descen-
» doit tous les jours pour former son geste et
» sa prononciation, et pour exerciter sa voix,
» avec si grande affection, que bien souvent
» il y demouroit deux et trois mois entiers
» tout de suitte, se faisant expressement ra-
» ser la moitié de la teste, à celle fin qu'il
» n'ozast de honte sortir hors en tel estat,
» encore qu'il luy en vinst bien grande vou-
» lunté: et neantmoins il prenoit et argument
» et matiere de declamer, et de s'exerciter à
» bien dire, des propos et devis qu'il avoit
» euz, ou des affaires qu'il avoit cependant
» traittez avec ceulx qui l'estoient venus veoir
» en sa maison. »

. . . .
. . . .
. . . .

« Quant aux defaults corporelz qu'il avoit de
» nature, Demetrius le Phalerien escrit avoir
» entendu de luy même, estant desja vieil,
» qu'il y remedia par telz moiens: premiere-

» ment, quant au vice de sa langue, qui
» ne pouvoit pas prononcer toutes syllabes
» distinctement, il le corrigea en mettant
» dedans sa bouche de petits cailloux que
» lon treuve sur les greves des rivieres, et
» prononceant ainsi la bouche pleine quelques
» oraisons qu'il savoit par cueur; et quant à
» sa voix qui estoit petite et foible, il la
» renſorcea à courir contremont des cous-
» teaux qui estoient droits et roides, en pro-
» nonceant quand et quand à la grosse halene
» quelques harengues ou quelques vers qu'il
» sçavoit par cueur : et se dit qu'il avoit en sa
» maison un grand mirouer, devant lequel
» se tenant debout sur ses pieds, il s'exercitoit
» et s'apprenoit à prononcer ses oraisons. »

Les personnes qui bégaient doivent-elles, à l'imitation de Démosthène, mettre des cailloux dans leur bouche pour se corriger de leur vice de prononciation? Je ne balance pas, d'après ma propre expérience, à résoudre cette question par l'affirmative. On conçoit aisément tous les avantages qu'on peut retirer de ce moyen singulier. En effet, les cailloux en remplissant la cavité buccale, ajoutent un nouvel obstacle à la prononciation, s'opposent comme corps mécaniques à la liberté des mouvemens des organes de la parole et nécessitent par conséquent des efforts beaucoup plus considérables que si on avait seulement à lutter contre un empêchement naturel. Ces efforts prodigieux, résultats d'un vive excitation cérébrale, d'une volonté ferme et fortement prononcée, finissent par faire acquérir aux muscles de ces parties une force supérieure que des exercices moins violens ne leur auraient jamais donnée.

C'est effectivement après avoir vaincu de cette manière la difficulté de sa prononciation que ce grand homme, qui d'abord avait été dédaigné comme orateur, reparut dans la tribune aux harangues. Il fit d'autant plus d'impression sur les Athéniens, que l'accent flatteur de sa voix se pliait alors avec une aisance étonnante aux inflexions de la langue harmonieuse de la Grèce, qui exigeait impérieusement une prononciation facile et cadencée suivant la mesure des syllabes, la longueur des mots composés et la richesse des périodes.

Il en est d'ailleurs de ces faisceaux musculaires comme de tous les autres soumis à l'empire immédiat du cerveau. Voyez par exemple dans certains pays, ce jeune homme que l'on élève pour exceller un jour dans les courses publiques; on charge ses pieds délicats de chaussures pesantes et mal assujéties, et dans cet état on le force à marcher, à courir sur le sol le plus inégal, à gravir sur les monts les plus escarpés. Qui ne voit par ces exercices fatigans, contractés de bonne heure et longtemps continués, les masses musculaires inférieures, devenues le siége d'une nutrition plus active, se développer prodigieusement, se dessiner avec énergie à travers les tégumens, et acquérir dans leurs contractions toute la force et la rapidité dont ils sont capables. Qui ne voit ce même jeune homme entrer enfin dans la lice pour disputer la palme à ses rivaux; l'oiseau de Jupiter fend les airs avec moins de rapidité; ses membres inférieurs dégagés de leurs lourdes entraves semblent avoir acquis plus de force et de mobilité, ses pieds touchent à peine la terre, et la couronne triomphale est déjà sur son front que ses émules ont à peine fourni la moitié de la carrière.

FIN.

IMPRIMERIE DE A. BELIN.

www.ingramcontent.com/pod-product-compliance
Ingram Content Group UK Ltd.
Pitfield, Milton Keynes, MK11 3LW, UK
UKHW021514260726
13993UKWH00004B/1667

9 782329 126685